OBSERVATIONS

SUR LE TRAITEMENT

DU CHOLÉRA,

PAR LE DOCTEUR

W. STEVENS;

MÉTHODE

QUI A OBTENU DES SUCCÈS ÉCLATANS

EN ANGLETERRE, EN RUSSIE, DANS LES INDES ORIENTALES ET OCCIDENTALES ET EN AFRIQUE,

traduit de l'anglais par

FRANK NICHOLLS,

ÉTUDIANT EN MÉDECINE.

TOULOUSE,

IMPRIMERIE DE J.-P. FROMENT,

RUE SAINTE-URSULE, N.º 14.

1835.

$Te \frac{34}{130}$

OBSERVATIONS

SUR LE TRAITEMENT

DU CHOLÉRA,

PAR LE DOCTEUR

W. STEVENS;

MÉTHODE

QUI A OBTENU DES SUCCÈS ÉCLATANS

EN ANGLETERRE, EN RUSSIE, DANS LES INDES
ORIENTALES ET OCCIDENTALES ET EN
AFRIQUE,

traduit de l'anglais par

FRANK NICHOLLS,

ÉTUDIANT EN MÉDECINE.

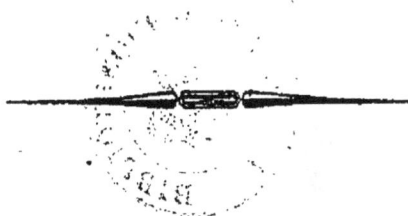

TOULOUSE,

IMPRIMERIE DE J.-P. FROMENT,

RUE SAINTE-URSULE, N.º 14.

1835.

NOUVELLE MÉTHODE

EMPLOYÉE

PAR LE DOCTEUR STEVENS,

POUR LA GUÉRISON

DU CHOLÉRA.

PREMIÈRE PARTIE.

Quelle que soit la cause primitive du Choléra, il est très-probable qu'il existe dans l'air des endroits infectés d'un poison subtil, qui corrompt l'atmosphère, surtout où il n'y a pas une ventilation libre. Quand cet air impur arrive dans les poumons, le poison entre en même temps dans la circulation artérielle ; par conséquent c'est le système sanguin qui le premier subit l'effet de la cause éloignée, et les faits suivans conduisent a regarder cela comme à-peu-près certain.

1.º Si l'on saigne une personne qui a été exposée au poison, mais avant d'avoir été atteinte de la maladie, le sang, non seulement prend une couleur plus foncée et une apparence maladive, mais exposé à l'air, il contracte une couleur bleuâtre, qu'on ne voit jamais dans le sang des personnes qui n'ont pas été exposées au poison cholérique.

2.º Si l'on mêle du sel avec le sang qui est sous l'influence du poison cholérique, il devient plus rouge, mais il ne prend pas cette couleur vive que la même quantité de sel imprime invariablement à la même quantité de sang à l'état sain.

3.º Les agens qui exercent une impression directe sur le système nerveux, produisent toujours un effet immédiat. — Quand la lumière, par exemple, frappe l'œil, l'effet en est instantané. — De l'autre côté, les agens qui produisent leur effet par l'intermédiaire du sang, agissent lentement, et comme le poison cholérique ne produit aucun effet sensible avant vingt-quatre heures au moins, depuis son introduction dans le système, on peut en conclure qu'il agit d'abord sur le sang, et après sur le cœur, sur le cerveau et sur les autres solides par l'intermédiaire de celui-ci, qui en est le fluide nutritif.

Les accès du Choléra sont en général précédés de colique, ce qui doit être considéré comme la première période de la maladie. Dans la seconde, la colique continue, le malade a des vomissemens et rend, par les deux voies, une quantité considérable d'un fluide qui présente une ressemblance frappante avec l'eau de riz. A cette période le malade souffre beaucoup des crampes, surtout aux extrémités; il y a aussi une prostration subite de forces; le pouls éprouve une diminution rapide et bientôt cesse de battre. A la troisième période, il s'arrête entièrement; la peau se ride, les extrémités deviennent froides, les traits se contractent, les yeux s'affaissent dans leurs orbites, la voix s'éteint presqu'entièrement, les extrémités deviennent bleues, et, en quelques cas, presque noires, l'haleine froide et la langue, pour ainsi dire, glacée; les reins et le foie cessent de faire leurs fonctions; il y a une grande oppression dans la région du cœur, et si le malade est abandonné à lui-même, ou traité d'une manière inhabile; la mort vient bientôt mettre un terme à ses souffrances. Voilà une esquisse des symptômes, voici le traitement qui a le mieux réussi jusqu'à présent.

Si quelqu'un, demeurant dans une ville où règne le Choléra se sent pris de coliques (1), il doit prendre, aussitôt que possible, des poudres de sedlitz, ou, s'il ne peut pas en trouver, douze grains de rhubarbe avec un scrupule de carbonate de sodium. Il doit rester tranquille dans un lit chaud, ou, au moins, dans une chambre bien fermée. Pendant ce temps, l'on doit prendre chaque demi-

---

(1) La colique que produit le poison cholérique, se distingue de la diarrhée ordinaire par les particularités suivantes:

1.º Elle est rarement accompagnée de douleur;

2.º Le besoin d'aller à la selle, survient très-rapidement;

3.º Les fonctions se font avec un degré de force extraordinaire.

heure une petite tasse de bouillon clair bien assai-, sonné avec du sel, et boire abondamment de l'eau fraîche.

Si ce traitement est bien suivi, le malade se rétablit ordinairement en peu de temps. Si pourtant la maladie se prolonge jusqu'à la deuxième période, ou si l'accès est plus rude, il lui faudra un traitement plus actif.

Si le malade se sent l'envie de vomir, sans le pouvoir facilement, il faudra dissoudre, dans un verre d'eau chaude, trois cuillerées de sel ordinaire; d'abord il faudra en prendre une moitié; si le vomissement n'a pas lieu en quinze minutes, il faudra alors prendre l'autre moitié. A cette période, on peut prendre du thé chaud, mais il faut d'abord que l'estomac soit entièrement vidé, et alors il faut en diminuer, autant que possible, l'irritabilité. On doit appliquer au creux de l'estomac un grand sinapisme, et donner chaque vingt minutes un verre d'eau de sodium à l'état d'effervescence; aussitôt qu'on a diminué l'irritabilité, il faut prendre, chaque demi-heure, la poudre suivante mêlée avec de l'eau fraîche ou de léger bouillon.

Muriate de sodium, vingt-quatre grains.

Carbonate de sodium, trente-six grains.

Chlorate de potasse, sept grains.

On doit continuer de prendre cette potion jusqu'à ce que les symptômes du Choléra aient entiè-

rement disparu. Après, on peut la discontinuer
peu-à-peu. Si les crampes sont violentes, un bain
salé, chaud, serait d'une grande utilité; là où il
ne s'en trouve pas, les parties affectées doivent
être frottées avec de la flanelle chaude.

A la première période du Choléra, il y a le
plus grand danger à arrêter ou même à diminuer la
colique. A la dernière période, si les évacuations
alvines, par leur intensité, menacent la vie du
malade, il faut les arrêter par la teinture de
kino; le mélange de craie ou le sucre de plomb,
peuvent aussi être employés avec avantage. Quand
ces remèdes ont produit leur effet, on peut se
servir du traitement salin.

Pendant le cours de la maladie, on doit per-
mettre au malade de boire largement de l'eau fraîche; on a trouvé que l'eau de seltz a été aussi
d'une grande utilité (1). Les excrémens doivent
être emportés le plutôt possible; on doit entretenir la chaleur par un bon feu, et on peut laisser
la fenêtre ouverte pour renouveler l'air, de
manière, toutefois, à ne pas produire de courant.

Dans quelques cas bien rares, le collapsus survient sans être précédé de colique, et si les malades sont négligés ou mal soignés, la mort s'ensuit

---

(1) On peut s'en servir aussi comme préservatif. Quand le
Choléra régnait à Moscou, il ne mourut pas une seule des personnes qui usèrent d'eaux minérales artificielles.

en quelques heures. Ici les émétiques et les purgatifs salins sont bien utiles, et l'on peut quel-
quefois employer avec succès une ou deux gouttes
d'huile de Croton. Si malgré l'influence des remèdes internes le mal se propage, il n'y a pas de
doute qu'on peut sauver beaucoup de malades par
l'injection (1), dans les veines, d'un sel fluide à
l'état chaud. — Si l'on n'a pas suivi le traitement salin dès le commencement, il ne produit
pas toujours de réaction immédiate, mais le plus
souvent il arrête le mal à l'instant. J'ai vu des
malades qui avaient passé plus de trente heures
dans un état de collapsus, se rétablir en très-peu
de temps. En de tels cas, on s'est servi avec
avantage des muriate et carbonate d'amoniaque.

Le traitement salin, observé avec fidélité, réus-
sit presque toujours dès le commencement. Il est
bien avéré que les personnes rétablies par ce traitement, échappent à la fièvre typhoïde qui attaque si souvent et avec des suites si funestes ceux
qui ont suivi le traitement par l'opium ou d'autres
médicamens qui ont été et sont encore d'un emploi

---

(1) Nous sommes étonnés que le docteur Stevens suggère
ici l'emploi d'un pareil moyen, sans ajouter quelques notes.
L'introduction de matières salines dans le torrent de la circulation a pu réussir dans des cas extrêmement rares, mais
le plus souvent elle cause la mort. Il n'appartient donc qu'à
des médecins de déterminer les circonstances dans lesquelles
il serait permis d'y avoir recours. (*Note du Traducteur.*)

trop général. Il faut cependant que le malade se soigne avec attention pendant la convalescence. Il ne doit pas prendre de nourriture animale, ni boire de liqueurs spiritueuses ; il ne doit s'exposer, ni au froid, ni à la pluie, pendant une semaine au moins après l'attaque.

Voilà une esquisse du traitement qui a réussi partout où l'on en a fait l'épreuve avec impartialité. Pour ceux qui ont quelques connaissances sur la nature de la maladie, les raisons en sont évidentes.

Le Choléra est évidemment l'effet d'un poison narcotique, qui a une tendance directe à diminuer la vitalité, non seulement du sang, mais de l'organisation tout entière. Il est donc de la dernière importance d'éloigner ce poison du sang, aussitôt que possible. Les médecins qui ne font attention qu'aux solides, et ne s'attachent qu'à diminuer les symptômes, n'ont qu'une idée imparfaite sur ce sujet. Lorsqu'ils sont appelés auprès d'un malade, ils administrent, dès l'abord, l'opium, le mélange de craie et autres astringens. Par ces moyens, l'on peut diminuer la colique, ou même l'arrêter tout à fait. Le symptôme disparaît pour le moment, mais le poison est renfermé dans le système, et si le cas est grave, la mort en est la suite inévitable. Ça été là la grande erreur dans le traitement du Choléra, dans toutes les parties du

*

monde. Voilà pourquoi, entre les mains de tels médecins (et le nombre en est immense), le Choléra est aussi mortel qu'il l'était à sa première apparition.

La colique qui a lieu dans la première période du Choléra, me paraît n'être autre chose que l'effort que fait la puissance médicatrice pour enlever le poison du courant circulatoire, et cet effort est essentiellement nécessaire à la conservation du malade. Les cas dans lesquels cet effort n'a pas lieu, se terminent le plus souvent par la mort en peu de temps. Ces cas sont pourtant très-rares; sur cinquante malades, il commence chez quarante-neuf par la colique. Le grand secret consiste non pas à arrêter, mais à favoriser cette colique. Si l'on aide à la nature par les moyens que j'ai indiqués, le poison est bientôt enlevé, et il est rare que la maladie arrive à la dernière période. Quant le Choléra ravagea la prison de Cold Bath Fields, à Londres, la mortalité moyenne, parmi les malades admis avant le collapsus, n'excéda pas un sur trente. Sur trois cent-quinze malades admis avant l'état de collapsus, à l'hôpital cholérique de Greville Street, il n'y eut que quatre morts. On pourrait citer des preuves sans nombre de l'avantage qu'il y a à encourager cet effort de la nature par des purgatifs doux, mais le fait suivant paraîtra à quelques personnes d'une autorité plus concluante, en ce qu'il s'appuie sur le témoignage d'un individu qui n'avait pas de théorie à soutenir. Dans le mois de Mai 1832, le bâtiment le Barbade, capitaine Lee, quitta le port de Cork en Irlande, pour le Canada. Outre l'équipage, il y avait à bord cent-quarante émigrans. Le Choléra se déclara pendant la traversée. Le capitaine traita les premiers cas avec l'opium et l'eau-de-vie. Il y eut trois morts. Heureusement sa provision d'opium fut bientôt épuisée ; cependant les cas se multiplièrent rapidement ; n'ayant point de chirurgien avec lui, il eut recours au sel d'epsom, le seul médicament qui lui resta. Il en donna une cuillerée à chacun, au moment de l'attaque, et il en résulta que quoique tout le monde fut attaqué de la maladie, il n'y eut qu'un seul cas mortel, hormis les trois que nous avons cités plus haut, chez lesquels on ne fit pas usage du sel.

Ce n'est pas seulement au commencement de la maladie qu'on peut espérer beaucoup d'un traitement judicieux ; même à une période plus avancée, on peut arracher à la mort un grand nombre de malades.

Le fluide ressemblant à l'eau de riz, rejeté du système dans le Choléra, n'est autre chose que le serum ou partie aqueuse du sang, fortement imprégnée, à ce qu'il paraît, de poison. Le serum est un fluide salin, et à proportion qu'il

s'écoule du courant vital, le sang devient noir
et lourd, par la perte de ses sels (1). Ce sang
inerte ne peut stimuler ni le cœur ni les organes secrétoires; et même quand le poison a été
éloigné, cet état maladif du sang suffit seul à
causer la mort. De là la propriété des fluides salins, qui, rapidement portés dans la
circulation, par les veines de l'estomac et des
intestins, délaie et rougit le sang noir en
activant sa puissance stimulante sur le cœur,

---

(1). Je crois qu'on a généralement reconnu que ce n'est pas
le fer, mais les sels naturels du sang qui sont cause de sa
couleur rouge. C'est là aussi la cause principale de sa fluidité,
car la fibrine dans son état naturel n'est soluble que dans un
fluide salin. Dans le Choléra, les excrémens contiennent une
portion notable des sels du sang, et si cette portion n'est pas
remplacée par l'absorption d'un fluide salin, le courant tout
entier devient noir et épais, au point qu'il ne peut circuler
dans les petits vaisseaux.

Voici les proportions du sang à l'état sain et dans le Choléra, d'après l'analyse du docteur Thompson, professeur de
chimie, à Glascow.

Sang à l'état sain.

Serum. 55,00
Crassamentum. 45,00

Dans le Choléra.

Serum. 32,34
Crassamentum. 67,66

et ainsi l'action des organes vasculaires est conservée jusqu'à ce que les symptômes aient entièrement disparu.

Dans toutes les parties du monde où le sang à l'état sain a été analysé, on y a trouvé invariablement une portion fixe de matière saline, et de tous les élémens matériels du sang, celui-ci est le plus essentiel. L'oxigène peut bien lui fournir une partie de ses propriétés artérielles, cependant il n'est qu'un agent secondaire. Le sel suffit pour rougir le sang, sans la présence de l'oxigène ; mais l'oxigène seul ne saurait donner une couleur artérielle au sang noir privé de sel , pas plus qu'il ne pourrait la donner à l'encre. La différence essentielle entre le sang noir dans la dernière période du Choléra, et le sang rouge à l'état de santé, consiste en ce que, dans le premier, la quantité de matières salines est notablement diminuée; à mesure que cette diminution a lieu, l'oxigène cesse d'agir sur le sang dans les organes pulmonaires ; et à la dernière période , la couleur noire reste, même quand le sang est exposé à l'oxigène de l'air. Par conséquent ce n'est que par l'intermédiaire de ces sels que l'oxigène produit son effet sur le courant vital, et quand ils n'existent plus, son action cesse.

Le sang est un fluide vivant; et comme tout ce qui est doué de vie, il est sujet à la maladie.

A l'état de santé, une moindre quantité de ses sels naturels suffit pour produire, sur la surface interne des organes vasculaires cette impression, qui est la cause réelle de leur action ; mais quand le fluide vital est sous l'influence d'un poison narcotique qui tend à en diminuer la vitalité, il lui faut alors une quantité de sels plus considérable, pour que la puissance conservatrice puisse résister à l'action de ces agens malfaisans, dont l'effet est si nuisible au sang humain.

Le sang est aussi essentiellement nécessaire à l'action des organes secrétoires. Dans le Choléra, les sels naturels du sang paraissent s'épuiser en emportant le poison hors du système. Cette diminution portée à un certain degré, le foie et les reins cessent d'opérer leurs secrétions, et la suppression de l'action de ces deux organes importans est bientôt suivie de mort. L'expérience a amplement prouvé que l'on peut soutenir, et même renouveler l'action de ces organes, quand elle a cessé, par l'emploi des sels non purgatifs, et cela d'une manière plus efficace que par aucun remède dont on ait fait usage jusqu'ici.

A une période plus avancée du Choléra, l'on remarque une grande prostration de forces, on peut ranimer momentanément les malades par l'eau-de-vie, l'opium et d'autres stimulans ; mais le premier effet de ces agens ne tarde pas à être suivi d'un grand épuisement. L'on ne fait qu'ajouter poison au poison, et le malade retombe bientôt dans un état pire que le premier.

Les sels non purgatifs sont de beaucoup les meilleurs moyens pour produire un accroissement permanent de l'action dans les organes vasculaires, avec cet avantage, que leur usage n'est pas suivi de débilité.

A l'état sain, si l'on introduit un sel fort dans l'estomac, une partie en est immédiatement absorbée par les veines nombreuses de cet organe, apportée directement dans le sang. — Cette partie saline produit une excitation instantanée dans tout le système, qui dure jusqu'à ce que l'excédant soit emporté, c'est ce qui s'opère par les reins. Quand on administre les fluides salins dans le Choléra, la fièvre jaune et autres maladies dans lesquelles les sels naturels manquent, ils augmentent, pendant quelque temps, l'action de tous les solides vasculaires. — Si le poison est rejeté de la circulation, l'excédant des sels disparait aussi; mais la quantité naturelle reste, ce qui est essentiellement nécessaire; car le sang privé de sels, ne peut remplir ses fonctions, de même que l'air, sans oxigène, est incapable d'entretenir la vie. Il est bien connu que certains sels sont des antidotes efficaces contre quelques poisons. Le muriate de soude, par exemple, a une propriété spécifique contre le venin du serpent à sonnettes; et ayant été témoin moi-même de l'effet presque magique, produit par le traitement salin dans quelques cas de Choléra, je suis presque tenté de croire que les sels ont une propriété spécifique contre le poison qui cause cette maladie.

Dans la Russie, les paysans ont l'idée que le sel et l'huile sont les meilleurs préservatifs contre le poison. Lorsque le Choléra se déclara dans des villages où il n'y avait pas de medécin; on employa une dose d'huile au commencement, ensuite on administra aux malades des doses abondantes de sel, et il est notoire que la mortalité fut infiniment moindre en comparaison, parmi les malades ainsi traités, que parmi ceux qui furent traités par l'opium, le calomel, l'eau-de-vie et autres médicamens dont on fit un usage habituel dans les grandes villes.

Dans les circonstances suivantes, le traitement salin a été trouvé peu efficace :

1.º Chez les personnes atteintes de maladie dans quelque organe important avant d'être attaquées du Choléra; 2.º dans les sujets traités préalablement par l'opium; en de tels cas, j'ai essuyé bien de désappointemens, mais, sauf ces exceptions, j'ose dire que le Choléra, pris à temps et bien traité, aura des suites moins funestes qu'il n'a eu jusqu'à ce jour.

Si l'on excepte la fièvre jaune, il n'y a peut-être pas de maladie dans laquelle le traitement médical, fondé sur la doctrine du solidisme pur, aît fait plus de mal que dans le Choléra. L'erreur radicale consiste en ce qu'on a combattu seulement les symptômes, et l'opium dans cette maladie a été un médicament funeste. Cependant une perte de 50 pour cent, n'a pu faire la moindre impression sur le solidiste entêté. — Il est bien connu que ceux qui n'ont employé que l'eau fraîche, ont sauvé une moitié de leurs malades. — L'eau fraîche fait du bien en ce qu'elle délaie le sang; dans tous le cas, elle ne peut être nuisible, et c'est peut-être tout le secret de sa réussite. L'eau glacée a aussi été recommandée; mais on l'a essayée dans le Choléra sans succès. — Dans le Choléra ordinaire il n'existe pas de poison spécifique dans le système, par conséquent, il a rarement des suites fâcheuses de quelque manière qu'on le traite; mais dans le véritable Choléra asiatique où il y a un poison spécifique mortel dans le système, l'eau n'a pas plus le pouvoir d'enlever la cause, ni de rougir le sang noir, ni de rendre leur action aux muscles engourdis, qu'elle ne peut empêcher la mort de ceux qui seraient empoisonnés par l'acide prussique. — Dans la pratique particulière, le traitement salin a réussi beaucoup mieux que dans les hôpitaux publics, où l'on ne reçoit ordinairement les malades qu'à une période avancée de la maladie, et le plus souvent le traitement antérieur a déjà décidé de leur sort. Néanmoins, on ne doit jamais désespérer même à la dernière période. Dans un hôpital de Londres, sur quatre-vingt-un cas admis dans l'état de collapsus, il n'y eut que sept morts et soixante-quatorze guérisons. Mais dans ces cas, on n'a jamais employé la moindre portion d'opium, et après leur adoption, les malades ont été traités uniquement et entièrement par les remèdes salins, sous la direction d'un médecin qui a envisagé la maladie du point de vue scientifique, et qui a bien su modifier le traitement d'après les circonstances.

L'expérience des siècles démontre que toute amélioration opposée aux croyances vulgaires, doit toujours rencontrer une résistance opiniâtre. Si le traitement salin est reconnu éminemment efficace dans le Choléra, il frappera radicalement la doctrine actuelle du solidisme pur, et par cela même, il est probable qu'on n'en fera pas un essai impartial et qu'il ne sera pas généralement adopté. Les vieux praticiens n'admettront pas facilement la bonté d'un traitement qui ferait croire, que non seulement, dans leurs études, ils ont reçu des principes erronnés, mais aussi qu'ils ont suivi une fausse route jusqu'à ce jour. — Les jeunes hésiteront à adopter une méthode qui n'a pas encore su obtenir l'approbation de leurs maîtres; il y a eu cependant des exceptions remarquables; plusieurs médecins, jeunes et vieux, bravant la critique, se sont publiquement déclarés convaincus de la nécessité incontestable du traitement salin. Je crois que dans ce moment la théorie du solidisme pur se perd rapidement, et il est probable qu'une doctrine plus scientifique en occupera bientôt la place. La croyance qu'il est utile de faire attention à l'état maladif du sang, a déjà sauvé plusieurs cholériques. Quels que soient les préjugés que cette croyance aura à surmonter, j'ai la conviction intime que, par ce moyen, des milliers de malades seront sauvés, non seulement dans le Choléra, mais aussi dans la fièvre jaune et autres maladies du même type.

SECONDE PARTIE.

On a beaucoup parlé contre le traitement salin, surtout ceux qui n'en ont fait l'essai qu'à la dernière extrémité, ou sur les malades empoisonnés précédemment par l'opium; ceux pourtant qui en ont fait une épreuve impartiale et un emploi étendu, en rendent un compte tout contraire. Si je voulais publier tout ce qui a été dit en sa faveur, j'en remplirais un volume. Comme l'on a essayé ce traitement, pour la première fois, à la prison de Cold Bath Fields, à Londres, je citerai la lettre suivante adressée à l'éditeur de la gazette Médicale, par M. Wakefield, médecin de l'établissement.

Lansdown place, Londres, 25 Avril 1832.

Monsieur,

On a déjà tant écrit sur le Choléra, que je ne me serais pas présenté devant le public, si je n'étais convaincu que les faits cités ci-àprès, et suffisamment authentiques (ce qui peut facilement être constaté), seront utiles à ceux de la profession qui seront appelés, plus tard, à traiter cette nouvelle maladie si terrible.

Le premier cas que j'ai vu s'est présenté le 5 de ce mois, dans la prison de C. B. F.; il a été bientôt suivi de trois autres qui ont été de suite soumis, comme lui, au traitement ordinaire; ces quatre malades ont succombé après une courte souffrance avec les symptômes bien prononcés du Choléra.

Bientôt après le commencement de la maladie, plusieurs détenus offrirent les symptômes du dérangement des voies gastriques, et comme tous ces cas se rencontrèrent dans le quartier malsain de la prison, il paraît plus que probable de cette circonstance, comme aussi de l'aspect général des malades, que la diarrhée dont ils étaient atteints, était l'effet du poison cholérique. Ayant remarqué que des cas semblables au commencement tombèrent rapidement dans l'état de collapsus, j'étais convaincu que chacun de ces malades était plus ou moins en danger, et je crois, de plus, qu'abandonnés à eux-mêmes ou soumis à un traitement fautif, la majorité, sous peu de temps, seraient tombée dans le collapsus : en vérité, je ne puis douter que, soumis au traitement ordinaire, la moitié aurait succombé. Indépendamment des cas nombreux où les malades présentaient les symptômes précurseurs, j'ai eu vingt-cinq cas de Choléra prononcé, où les malades étaient dans l'état de collapsus, et pour rendre justice au docteur Stevens, qui m'a suggéré l'usage des remèdes salins et pour acquitter un devoir envers le public, je dois constater qu'après avoir mis à l'épreuve le traitement ancien et le traitement nouveau, je suis entièrement convaincu que le traitement salin est non seulement le plus scientifique, mais, sans aucun doute, ce qui a le mieux réussi jusqu'à présent pour la guérison ; et d'après ce que j'ai vu, je suis d'avis, que si l'on donne à ce traitement un champ libre et étendu, la mortalité du Choléra diminuera sensiblement. — Appliqué de bon heure, il prévient ou arrête les progrès des symptômes funestes ; et même quand on ne s'en sert qu'à une période avancée, ses effets sont bien sensibles, et je puis dire, sans manquer à la vérité, que j'ai vu plusieurs cas, presque désespérés, sortir de l'état de collapsus par le traitement salin, là où les malades auraient infailliblement succombé sous tout autre traitement

Nous avons à présent, dans cet établissement, plus de douze cents personnes, et depuis le commencement de la maladie jusqu'à ce jour, nous avons eu à-peu-près une centaine de cas d'individus atteints du poison cholérique. Vingt-cinq ont pris le caractère le plus prononcé de la maladie, avec la plupart des symptômes décrits par le docteur Macann. Les quatre premiers cas ont été traités suivant la marche ordinaire, tous ont succombé. Les autres cependant ont été immédiatement soumis au traitement salin, recommandé par le docteur Stevens, et sur le nombre, il n'y a eu que trois morts dont deux étaient des cas de rechute. Il faut aussi constater que j'ai eu ces jours-ci un cas des plus funestes à la nouvelle prison de Clerkenwell, où le malade était tombé dans un état complet de collapsus avant ma visite. Ses extrémités étaient froides, son pouls éteint, sa voix était devenue cholérique et sa langue glacée. Cet homme, comme ceux de l'autre prison, a été immédiatement soumis au traitement salin, qui a eu les suites les plus heureuses, et à cette heure-ci il est convalescent.

Je suis, Monsieur, votre serviteur obéissant,

WAKEFIELD.

Cette lettre ne se rapporte qu'aux premières indices de la maladie. A deux époques, pendant l'été, il y eut un grand nombre de cas dont plusieurs très-graves, surtout ceux attaqués pendant la nuit dans les cellules froides de la prison, et qui ne furent pas soumis au traitement avant la matinée. On suivit le traitement salin depuis le commencement jusqu'à la fin avec des résultats bien différens de ceux des autres quartiers de Londres, où on ne l'a pas essayé. Je puis ajouter que M. Marsden, médecin de l'hôpital cholérique en Greville Street, publia un petit traité d'instruction populaire, pour le traitement du Choléra, dans lequel il recommandait fortement les remèdes salins. Cet ouvrage fut tellement recherché, que, dans peu de temps, quinze mille exemplaires circulèrent parmi les habitans; et voilà, en partie, pourquoi il n'y eut que trois mille deux cents morts du Choléra, à Londres, tandis qu'à Paris environ quarante mille personnes ont succombé.

Le Choléra, assez souvent, se déclare sous différentes formes, suivant les individus qu'il attaque; ce qui est dû en partie au degré de concentration du poison, et en partie à l'état de santé des personnes exposées à la cause éloignée. L'on doit conséquemment varier le traitement suivant les circonstances, mais dans tous les cas les grandes indications à remplir sont essentiellement les mêmes, c'est-à-dire,

1.º Aider à la nature en chassant le poison aussitôt que possible, du système;

2.º Remédier à l'état maladif du sang qui est l'effet du poison et presque toujours la cause de la mort.

La communication suivante, contient des renseignemens d'un grand poids sur ce sujet. Elle a été adressée à l'éditeur de la gazette Médicale, par un des meilleurs praticiens de l'Angleterre.

« A l'égard du Choléra, il est maintenant fortement à désirer qu'on arrange la masse d'évidence renfermée dans les nombreux journaux périodiques, afin de pouvoir distinguer les circonstances des cas qui ont été guéris par de certains remèdes, et de réconcilier ainsi les moyens de traitement, en apparence, si opposés, en désignant les conditions de la maladie, dans lesquelles chacun peut être employé avec avantage. Nous n'avons pas de raison de préférer l'autorité de celui qui affirme avoir guéri un grand nombre de ses malades par l'opium, par le calomel ou par d'autres stimulans, à celle d'un autre, qui dit avoir parfaitement réussi par le moyen des salins. Si les cas sont également bien authentiques, celui qui défend tous les fluides à ses malades, est aussi digne de foi que celui qui inonde les estomacs des siens avec de l'eau fraîche, que celui qui donne le kino, que celui qui emploie l'huile de Croton, ou bien il ne faut en croire aucun. Comme il est absurde de supposer qu'un si grand nombre de personnes aient voulu gratuitement mentir, il faut tâcher de se rendre compte de la réussite de ces méthodes si opposées.

» On nous parle de cas dans les Indes, où un individu jouissant, en apparence, de la meilleure santé atteint tout d'un coup d'un froid glacial et d'une cessation de pouls, tombe roide mort; l'action du poison étant, à ce qu'il paraît, concentrée, et paralysant le cœur à l'instar de l'upas antiare et d'une forte infusion de tabac. En quantité moins considérable, il exerce une action moins énergique sur le cœur et cause le vomissement, la diarrhée, la suppression des urines, et celle de la secrétion du foie, ou bien empêche son passage dans le duodenum. Tous ces symptômes peuvent être modifiés par les causes locales et par les tempéramens individuels qui peuvent faire prédominer l'un par l'autre, puisque nous savons que les personnes sujettes habituellement à la colique, sont les plus exposées à la diarrhée cholérique, tandis qu'en quelques pays l'évacuation, en d'autres, le vomissement, sont regardés comme les symptômes principaux. Ces effets du poison aident à son action funeste en ce qu'ils suffisent d'eux-mêmes pour tuer le malade. Les spasmes peuvent être d'une telle violence, que l'énergie nerveuse finit par s'épuiser; l'évacuation et le vomissement qui lui sont spéciaux, peuvent rendre le sang impropre à entretenir la vie, en le privant de ses sels et de son eau, lors même que la cause originelle de la maladie serait chassée hors du système par ces moyens, et nous voyons trop souvent les effets délétères d'une surabondance de bile, d'urée ou de leurs élémens, quand les secrétions des reins ou du foie, sont supprimées ou arrêtées. En un mot, chaque effet du poison peut devenir cause immédiate de la mort, suivant que chacune prédomine. C'est pourquoi on ne peut douter que le malade torturé par des spasmes violens ne doive être traité d'une manière différente que celui qui est abattu par un écoulement insensible de serum non accompagné de douleur. — Ne serait-ce pas une absurdité que d'ordonner un vomitif de graines de moutarde à un malade qui a l'estomac déjà irrité par une perte continuelle d'un élément du sang si nécessaire à la vie ; ou de ne prescrire que l'huile de Croton pour celui qui rejette abondamment le sel et l'eau, et qui est déjà froid et sans pouls ? quand même chez ces malades, les remèdes reproduiraient la secrétion de la bile, le sang ne s'en trouverait pas moins dans un état impropre à la circulation. Défendrait-on l'eau à celui qui pourrait la garder dans son estomac, ou permettrait-on au vomissement d'épuiser l'estomac qui ne pourrait en retenir une goutte ? Tous ces modes de traitement, cependant, auraient pu convenir aux cas dans lesquels leurs auteurs s'en sont servis.

L'émétique de moutarde peut avoir réussi en quelques cas, en excitant l'action du cœur paralysée par le poison, et pourvu que le sang ne fut que légèrement détérioré par la perte de son serum, les malades ont pu se rétablir. L'huile de Croton a pu servir à exciter la secrétion biliaire ou à soulager un estomac trop surchargé, comme dans le cas de celui qui la recommande ; mais j'hésiterais à appliquer l'un ou l'autre de ces remèdes dans les cas de diarrhée. La saignée, les cataplasmes de moutarde avec de petites doses de calomel ou d'opium, peuvent être utiles dans la forme spasmodique de la maladie, et l'eau fraîche peut être employée avec avantage, là où il y a diarrhée, si elle n'excite pas une irritabilité qui épuiserait l'estomac. Mais aucun de ces remèdes peut-il rendre au sang le sel dont il a été privé par les vomissemens et par la diarrhée ? Il faut donc accueillir, avec défiance, les remèdes universels pour toutes les périodes et pour tous les symptômes du Choléra.

» Dans ma pratique particulière je me suis servi d'abord du calomel, de l'opium et des cataplasmes de moutarde, et puis de petites doses de calomel et d'opium, souvent répétées et combinées avec le traitement salin ; et cette dernière méthode a eu plus de succès que la première. Mais j'ai été bientôt d'avis que le traitement doit varier selon les circonstances. En analysant la

matière de l'évacuation suivant les directions du
docteur O'Shaughnessy, je trouvai qu'un malade
perdait par heure une drachme de sel, lorsque
l'estomac ne pouvait pas retenir les médicamens
salins d'une plus grande force. La diarrhée, en
effet, épuisait le système bien plus vite qu'on
ne pourrait remplacer le fluide salin, et ma
tâche, comme celle des Danaïdes, devenait inu-
tile. Il me parut de la dernière importance d'arrêter
cette diarrhée; j'employai le cachou, la gomme
kino et les astringens ordinaires, mais l'estomac
ne put retenir rien de volumineux. Dans cette
conjoncture, je rencontrai un sujet qui avait eu
quelque temps auparavant une colique de plomb,
dans laquelle j'avais eu beaucoup de peine à
tenir le ventre libre; il me sembla que si je
pouvais amener un accès temporaire de cette
affection chez une de mes malades, et corriger
par ce moyen l'intensité des symptômes principaux, je pourrais obtenir une guérison. J'administrai de suite alors de l'acetate de plomb; il a été
prescrit par Dupuytren, mais non d'une manière
assez claire pour que j'y eusse eu recours; si je
n'avais pas rencontré ce cas de colique de plomb,
alors je m'en servis, appuyé de son autorité. Dans
quelques heures la malade en prit sept grains
en des doses répétées, et j'eus la satisfaction de
voir la diarrhée s'arrêter et l'estomac s'appaiser.
(J'ignore si ce fut par l'action du plomb ou

non). A d'autres égards, l'état ne s'améliora
pas ; la voix fut presque éteinte et la froideur et
la lividité de la peau, l'inquiétude et la suppression des urines continuèrent. J'administrai
alors le mélange salin du docteur Stevens en
doses considérables, avec de l'eau panée fraîche
en assez grande quantité. Il n'y eut plus d'évacuation, et j'eus la joie inexprimable de voir
la malade en état de convalescence, enfin, elle
se rétablit sans fièvre consécutive : ce cas eut
lieu le 20 Juillet. Depuis j'ai guéri de la même
manière plusieurs autres cas semblables. Dans
quelques-uns où le vomissement fut le symptôme
le plus prononcé, j'ai d'abord défendu l'usage
des fluides, et j'ai donné du carbonate d'ammo-
niaque par doses de cinq grains, sous la forme
de pilules mêlé avec la mie de pain, puis les
poudres effervescentes avec l'huile de menthe
et une petite quantité d'eau, et aussitôt que
l'estomac a été tranquillisé, beaucoup d'eau
panée, etc. Il faut aussi citer une autre méthode
que j'imaginai dans le cas d'un enfant à la
mamelle, dont la mère était une des malades
que j'avais traitées avec le plomb et les salins.
Ce fut un cas marqué ; l'enfant que j'avais vu
la veille en bonne santé, était devenu froid et
ridé, et avait vomi et évacué une quantité considérable de ce liquide semblable à l'eau de
riz, particulier à cette maladie ; je le fis plon-

ger dans une solution chaude fortement imprégnée de sel pendant une demi-heure, en sortant il était devenu rouge et d'un embonpoint remarquable. Il retenait dans l'estomac le mélange salin de sa mère et se rétablissait sans aucun autre médicament. Après sa convalescence, les selles de cet enfant étaient fétides au plus-haut degré. Depuis, dans tous les cas où il m'a paru convenable d'introduire du sel dans le système, j'ai fait faire des frictions de saumure chaude et bien forte sur l'abdomen et la poitrine, au lieu de cataplasmes de moutarde. J'ai vu plusieurs guérisons opérées par le calomel et l'opium; mais c'était des cas où la crampe formait le symptôme principal, et celle-ci, quoiqu'elle paraisse plus alarmante, n'est en réalité pas si formidable que cette diarrhée passive dont on semble en général s'inquiéter si peu. Quant à moi, je n'ai jamais vu de cas de diarrhée comme celui de la femme citée plus haut, guéris seulement par le traitement salin modifié comme j'ai indiqué.

» Je donnai des soins à un vieillard qui souffrait beaucoup de la crampe; il n'y eut ni vomissemens ni diarrhée, cependant le ventre était relâché; le jour auparavant je lui tirai douze onces de sang, ensuite il prit plusieurs doses de calomel et d'opium, avec friction de saumure chaude; il s'en trouva soulagé, alla naturellement du ventre le lendemain, et parut tout-à-fait guéri, à l'exception de douleurs dans les membres. Le surlendemain à six heures de la matinée, la diarrhée survint, et à dix heures je le visitai (car on ne m'avait pas envoyé chercher, quoiqu'on vint trois fois m'appeler quand il eut la crampe), il me dit qu'il était allé trente fois au moins du ventre, et déjà le fluide commençait à s'écouler sans qu'il s'en aperçut. Sa peau était devenue froide et bleue et le pouls très-faible. Je lui administrai de suite quatre pilules contenant chacune deux grains d'acetate de plomb, dont une devait être prise de suite, et une chaque quart d'heure après, si la diarrhée persistait. Il en prit trois sans vomir, avala en quelques heures une pinte du mélange du docteur Stevens, et se rétablit sans fièvre consécutive, quoique ce fut un ivrogne habituel. Ce cas n'a pas besoin de commentaire.

» Je ne me rappelle pas avoir vu cette fièvre consécutive se manifester, si ce n'est après des vomissemens copieux et des diarrhées séreuses qui ont eu lieu sans que l'on ait remplacé la déperdition saline. Si cette observation se confirme, elle servira à compléter l'évidence que la fièvre consécutive n'est pas une suite nécessaire de la cause première de la maladie, mais plutôt de quelqu'un de ses effets (1).

---

(1) Il est bien plus vraisemblable qu'elle est l'effet des

» J'ai dû naturellement avoir des cas malheu-
reux. En tout, sans compter les cas moins gra-
ves mais bien marqués, j'en ai traité trente-un
dans un état de collapsus, dont il y a eu dix
morts et vingt-une guérisons. Des dix qui eurent
des terminaisons fatales, deux sont morts avant
qu'on ait pu administrer les remèdes, et quatre
avant que j'eusse adopté les vues dont j'ai tenté
de vous faire l'exposition. J'ai injecté les veines
quatre fois ; la première fois avec succès dans
un cas désespéré où le malade était presque
mort ; une fois tout-à-fait sans succès, et dans
les deux autres cas les malades étaient des ivro-
gnes, et en outre avaient pris de l'opium, de
sorte qu'il ne faut pas les compter. Je ne balance
pas à dire que la proportion des morts aurait
été bien différente, si je n'eusse pas employé le
traitement salin. Sans lui, le plomb et l'ammonia-
que n'auraient pas été d'un grand secours à ceux
qui se rétablirent , et pour mon compte je dois
rendre au docteur Stevens une partie des remer-
cîmens qui lui sont dûs de la part de la faculté,
pour avoir appelé l'attention de ses membres sur
l'absence de sel dans le sang des cholériques,
et pour avoir ouvert à d'autres un nouveau
champ d'observation » (1).

---

remèdes employés, car si les malades sont bien traités, quarante-neuf sur cinquante échappent à la fièvre consécutive.

(1) C'est moi qui le premier ai indiqué ce fait dans

Le traitement du Choléra par des doses abondantes de sel commun, a été long-temps usité
parmi les indigènes dans quelques parties des
Indes, et il est bien constaté que la maladie est
infiniment moins funeste dans ces pays que dans
d'autres où on la traite par la saignée, l'opium,
le calomel et l'eau-de-vie. Sans avoir connais-
sance de ce fait, j'avais déjà adopté, en 1827, le
traitement salin dans la fièvre jaune. — Dans
un mémoire écrit, en 1829, et lu devant le
collège de médecins, en Mai 1830, je recom-
mandais la même méthode dans le Choléra et dans
toutes les maladies putrides. — Après la publi-
cation de ce mémoire, le traitement salin a été
essayé dans l'hôpital des douanes, à Saint-Péters-

---

les cas de fièvre jaune, et dans le mémoire lu devant le
collège de médecine, je prédisais qu'on trouverait une
diminution des sels dans le Choléra et généralement dans
toutes les maladies, à la dernière période desquelles le
sang devient noir, avec symptômes putrides. Quand la
maladie est arrivée en Angleterre, cette prédiction a été
vérifiée en ce qui a rapport au Choléra par le docteur
O'Shaughnessy, Turner et plusieurs autres médecins; le
docteur Clanny a aussi prouvé qu'il en est de même dans
le typhus. Je peux ajouter qu'en Russie le traitement
salin est beaucoup plus répandu que dans aucun autre
pays, ce qui est cause que la maladie y est bien moins
meurtrière qu'à Londres, Paris, et autres villes où l'on
traite le typhus, même à la dernière période, par le calomel, l'opium et les acides, ou par des tisanes inertes,
les sangsues et l'eau gommée.

bourg, par le docteur Ysenbeck. — Il y eut en
tout cinquante-deux cas, et il en résulta trois
morts et quarante-neuf guérisons. — Ce rapport
a été communiqué officiellement au bureau de
santé; mais il n'a fait aucune impression sur la
faculté, car, quoique les preuves à l'appui du
traitement salin fussent innombrables, le solidiste
pur ne veut ou ne peut comprendre l'utilité de
cette méthode. Les nouveaux faits qu'on a décou-
verts à l'égard du sang, jettent un grand jour sur
ce sujet, et excepté parmi les malades très-pau-
vres, le traitement que j'ai recommandé, l'em-
porte sur celui dont se servent les indigènes;
mais si j'ai droit à quelque reconnaissance, c'est
pour avoir donné une idée plus scientifique de
la nature du Choléra asiatique aussi bien que des
modus operandi des médecines qui ont le mieux
réussi pour la guérison. — Le Choléra n'est pas
une maladie locale, ni l'effet d'une impression
nerveuse, et si l'on parvient à prouver que le
poison cholérique, comme les autres poisons aéri-
formes, cause de la fièvre, produit son effet par
l'intermédiaire du sang, ou que les remèdes qui
ont eu le plus de succès, agissent par le même
moyen, ce fait seul détruira radicalement la doctrine à la mode de nos jours, du solidisme pur,
et conduira à un changement radical, et à une
grande amélioration dans la théorie et la pratique
médicales: des praticiens des plus habiles se sont

déjà convertis, et le nombre s'accroît tous les
jours. — Cependant, on a dit, avec vérité, que
dans la médecine les absurdités les plus mons-
trueuses s'établissent plus vite que les faits les
plus utiles. Toute amélioration réelle a été reçue
avec répugnance, et il faudra du temps pour que
la théorie que j'ai exposée, soit généralement
admise, et pour que le traitement que j'ai
recommandé, soit mis à l'épreuve avec impartialité et avec succès par ceux qui ont été accoutu-
més à ne faire attention qu'aux solides, comme
s'il n'y avait pas une seule goutte de sang dans
le corps. Une telle pratique est directement opposée au sens commun et ne peut durer. Nous
pouvons donc espérer que le temps n'est pas
éloigné où la plupart des médecins adopteront
une pathologie plus éclairée, et feront autant
d'attention à l'état maladif du sang, qu'à celui
des solides. Ce changement une fois devenu général, nous osons prédire que le Choléra, la fièvre
jaune, la peste et les autres maladies si funestes
dans ce moment, perdront en grande partie,
leur malignité.

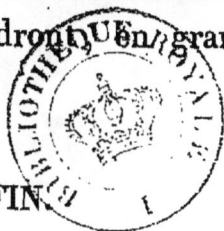

FIN.

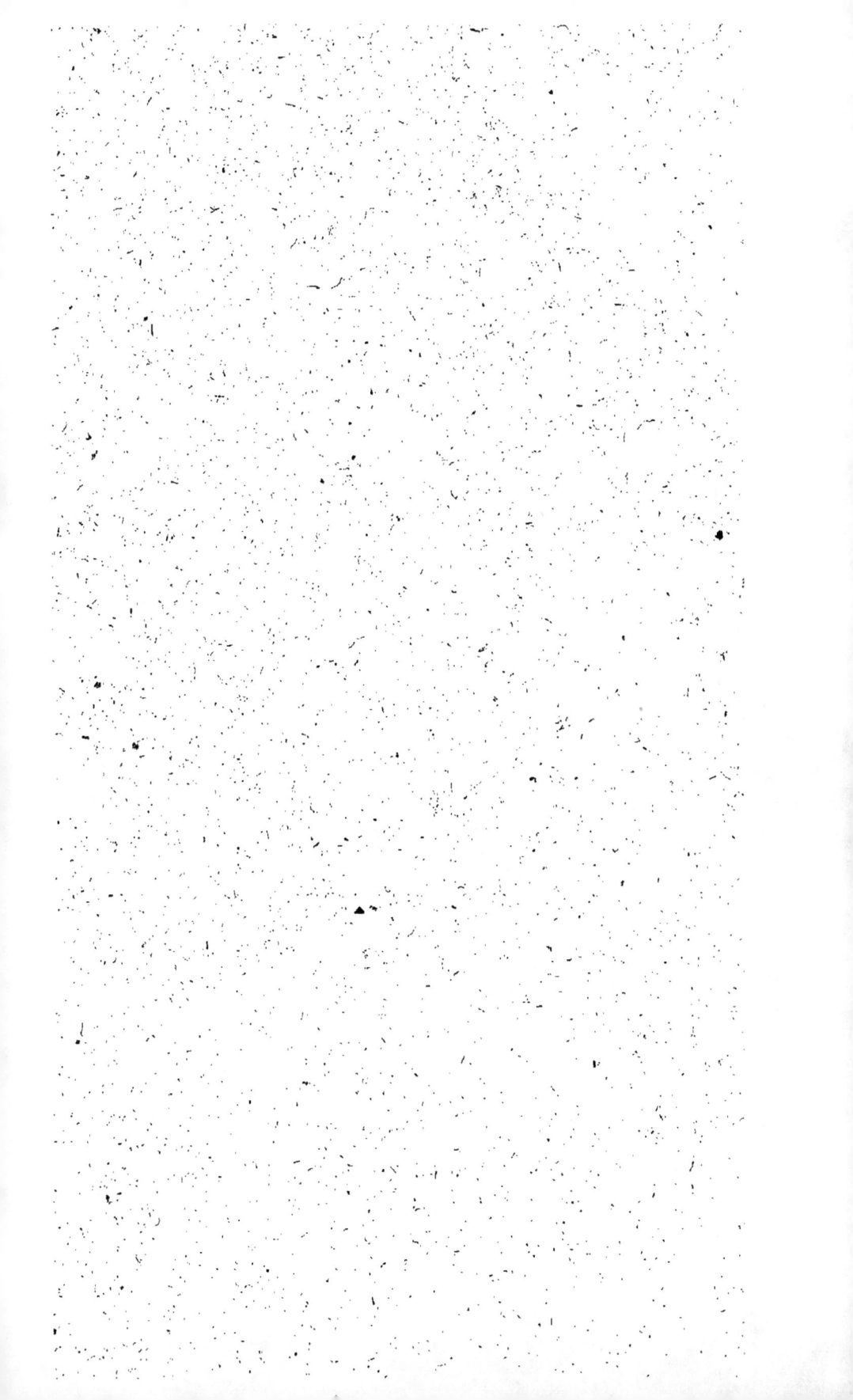

www.ingramcontent.com/pod-product-compliance
Lightning Source LLC
Chambersburg PA
CBHW060509210326
41520CB00015B/4164